EFFETS

PATHOLOGIQUES

DE L'OXYURE,

PAR E. BONAMY, D.-M.,

MÉDECIN SUPPLÉANT A L'HOTEL-DIEU DE NANTES,

SECRÉTAIRE DE LA SECTION DE MÉDECINE DE LA SOCIÉTÉ ACADÉMIQUE.

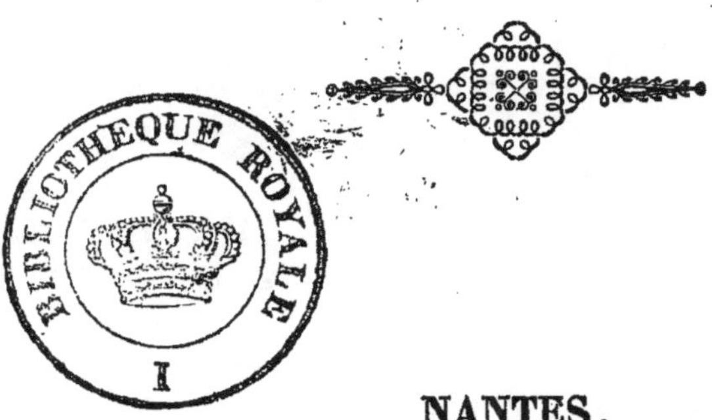

NANTES,

IMPRIMERIE DE CAMILLE MELLINET.

—

1841.

EFFETS PATHOLOGIQUES

DE L'OXYURE,

par

E. BONAMY, D.-M.,

MÉDECIN SUPPLÉANT A L'HOTEL-DIEU DE NANTES,

SECRÉTAIRE DE LA SECTION DE MÉDECINE DE LA SOCIÉTÉ ACADÉMIQUE.

Dans une séance de la Section de Médecine de la Société Académique, le président provoqua, l'année dernière, une discussion sur les questions suivantes : Les vers intestinaux peuvent-ils par eux-mêmes, et indépendamment de toute altération organique, déterminer des symptômes graves? Ces phénomènes sont-ils aussi communs qu'on l'a avancé? ou, au contraire, sont-ils tellement rares qu'il faille une longue pratique pour en compter quelques exemples bien concluants? Dans cette discussion, quelques opinions furent émises, quelques faits rapportés, et le résultat qui sembla ressortir de cette évocation de souvenirs, fut que les accidents d'origine évidemment vermineuse étaient peu communs; qu'il était souvent difficile de les distinguer d'accidents analogues, dus à d'autres causes. Telle est aussi l'opinion de la plupart des pathologistes de notre siècle. Suivant M. Cruveilhier (d.^re de méd. et de chir. prat., art. *Entozoaires*), les helminthes ne révèlent leur présence par aucun symptôme propre; leur sortie ou quelques fragments d'helmintes, voilà le seul signe caractéristique. Il n'est pas prouvé, ajoute-t-il, qu'il existe des maladies vermineuses essentielles. M. Guersent professe la même opinion dans le Dictionnaire de Médecine. Ce dernier caractère, dit cet auteur, parlant de l'expulsion des vers, est le seul vraiment certain; tous les autres, même réunis, pouvant appartenir à des maladies différentes, et la présence des vers dans le canal intestinal ne donnant souvent lieu à aucune altération des fonctions digestives. Mêmes idées à peu près sont émises par les auteurs du *Compendium de médecine pratique*. Bremser, qui a fait de longues études sur les vers intestinaux, réduit à un très-petit nombre les cas où ils sont véritablement nuisibles; peut-être même pousse-t-il le scepticisme un peu loin sous ce rapport. M. Mérat (art. *Vers*, du d.^re des sciences médicales) reconnaît aussi qu'on a bien souvent attribué aux vers des symptômes qui leur étaient tout à fait étrangers. Laënnec, dans le même dictionnaire (art. *Ascarides*), tout en admettant que les vers peuvent produire des phénomènes fort graves, constate que, dans bien des circonstances, on a pris, pour la cause des symptômes observés, ce qui n'était qu'une complication ou même un effet de la maladie.

D'autres auteurs ont nié toute mauvaise influence attribuée aux vers; tel est Bloch qui croit ces animaux étrangers à toutes les maladies du corps humain ; tel est encore le naturaliste Goëze qui, loin de regarder ces parasites comme des causes de maladies, leur attribue au contraire une action bienfaisante, celle de débarrasser l'intestin des matières non assimilables.

A part cette opinion exclusive, les médecins croient en général à la mauvaise influence des vers, mais dans des limites plus ou moins étroites ; et, en effet, si parmi les observations citées pour prouver leur action sur l'économie, il en est dont on peut rejeter les conclusions un peu légères, d'autres sont de nature à entraîner la conviction, tels sont les faits suivants :

Un enfant qui se plaignait de coliques légères, fut bientôt après pris de convulsions qui furent suivies d'une mort prompte. A l'ouverture du cadavre, on ne trouva aucune altération dans le cerveau, dans le prolongement rachidien, ni dans les organes contenus dans la poitrine et dans le ventre. On reconnut seulement que deux ascarides de 7 à 8 pouces de longueur, avaient pénétré par le canal hépatique et s'étaient introduits profondément dans les canaux biliaires (Guersent, art. cité). Le passage des vers intestinaux dans les conduits biliaires a été noté aussi par Laënnec et par M. Cruveilhier. La possibilité de leur chute dans la cavité péritonéale et dans divers conduits importants, tels que la trachée-artère, est aussi hors de doute. Il suffit d'énoncer de pareils faits pour établir la nocuité bien réelle des vers intestinaux.

On trouve, dans les *Archives de Médecine*, t. 16, année 1838, l'observation suivante extraite d'un journal étranger, qui semble également concluante :

Une jeune fille de 8 ans, assez faible, mais ayant cependant toujours joui d'une bonne santé, éprouva tout à coup de violentes coliques, accompagnées de vomissements, de selles sanglantes, de convulsions et d'une espèce de coma.

Le docteur Herz fut appelé ; il trouva le ventre tendu , volumineux, douloureux ; le pouls à peine sensible. Pendant qu'il examinait la petite malade, il survint un accès d'horribles convulsions qui ne cessa qu'avec la vie ; il était midi, les premières douleurs avaient commencé à 5 heures du matin. Une autopsie judiciaire fut ordonnée , et permit de constater la présence de 13 ascarides lombricoïdes dans l'estomac, et de plusieurs centaines de ces entozoaires dans le canal intestinal. Beaucoup d'entre eux étaient enroulés en pelotes et couverts de mucosités épaissies. Il est difficile de ne pas attribuer les symptômes à cette grande quantité de vers, bien qu'on puisse regretter quelques détails sur l'état des différents organes. Deux cas de mort chez des enfants, par suite de la présence des vers lombrics, sont cités par M. Courbon-Pérusel dans le *Journal de Médecine* de Corvisart , Boyer , etc., t. 12, année 1806.

D'autres faits semblables pourraient corroborer cette opinion, que la présence des vers intestinaux peut occasionner de graves accidents, et même la mort. Mais, en faisant la recherche de ces faits, j'ai reconnu que c'est presque toujours aux ascarides lombricoïdes ou aux tœnias que de si fâcheux symptômes ont pu être attribués. L'oxyure vermiculaire a, en effet, été généralement regardé comme moins propre à déterminer des irradiations sympathiques, et on s'est le plus souvent borné à constater ses phénomènes locaux.

Les ascarides vermiculaires, a dit Laënnec, ne produisent pas en général d'effets aussi graves sur les tissus de l'économie animale que les lombricoïdes. Cependant, M. Fischer en a vu perforer le cœcum. (Observation unique.) L'inflammation de l'extrémité inférieure du rectum est presque la seule altération organique qu'ils déterminent communément.

Passant aux symptômes qui dévoilent leur présence, et qui sont assez spéciaux pour faire reconnaître leur espèce, cet habile observateur mentionne surtout des phénomènes locaux. Le gonflement de l'anus, un ténesme fatigant, une irritation sourde dans le rectum, quelques douleurs lancinantes, un prurit très-vif à l'anus, augmentant surtout aux approches de la nuit ; tels sont, avec des déjections muqueuses dans certains cas, les symptômes qui accompagnent la présence des ascarides vermiculaires. Parfois, l'irritation qu'ils occasionnent est telle, qu'elle détermine une insomnie opiniâtre. Ces symptômes, dont la cause matérielle est le plus souvent facile à constater, soit que ces petits animaux voyagent aux environs de l'anus, soit qu'ils en soient rejetés avec les matières, sont ordinairement les seuls, suivant Laënnec.

Quelquefois cependant, dit-il, on les voit, de même que les lombricoïdes, susciter des affections nerveuses sympathiques assez graves, et surtout diverses affections convulsives. On trouve, dans les auteurs, un grand nombre d'exemples d'épilepsie, de trismus, de catalepsie, de danse de Saint-Guy, qui ne paraissent pas avoir d'autres causes.

Il résulte de ce passage, que Laënnec avait observé seulement les phénomènes locaux de l'oxyure, et qu'il admettait les effets sympathiques sur la foi des auteurs. L'ascaride vermiculaire, nous disait M. le professeur Andral, dans son cours de pathologie, en 1831, donne en général lieu à peu de symptômes généraux ; il produit de la démangeaison à l'anus, des douleurs plus ou moins vives de cette partie, etc.

L'oxyure, suivant M. Cruveilhier, est peut-être de tous les vers intestinaux celui qui occasionne les plus graves accidents, à cause de son siége dans les plis de la partie inférieure du rectum. Il donne, du reste, comme caractères de cette espèce d'entozoaires, des démangeaisons très-vives, quelquefois des douleurs atroces dans le voisinage de l'anus, se reproduisant souvent sous forme d'accès le soir ou dans le courant de la nuit. Il n'insiste pas sur les symptômes généraux qu'il ne paraît pas avoir eu l'occasion d'observer. Il rappelle seulement qu'on cite des exemples de convulsions et même d'attaques épileptiformes produites par cette cause.

Un autre effet observé de l'existence des ascarides vermiculaires, et cet effet est encore un phénomène local, est l'excitation des organes génitaux; de là, le satyriasis, les pertes séminales (Lallemand), et la nymphomanie qui, dans certains cas, est causée directement par ces petits animaux égarés dans les parties génitales. D'autres fois, ils s'introduisent dans la vessie, peuvent y vivre, comme l'observation l'a prouvé plusieurs fois, et y donner lieu aux symptômes de la cystite, à ceux des calculs vésicaux. (Brigham, *Journal de Méd. prat.*, t. 8.) Ces divers phénomènes locaux et autres analogues, se retrouvent dans diverses observations ayant trait à cette espèce d'entozoaire. Quelques faits me portent à penser que l'oxyure peut être aussi la cause déterminante de la constriction spasmodique des sphincters intestinaux, et même, par suite, de la fissure à l'anus; mais les irradiations sympathiques éloignées, sont mentionnées rarement, et le plus souvent sur la foi d'écrits antérieurs.

On a quelque lieu de s'étonner de ce fait, quand on songe que cette espèce de vers habite ordinairement la partie de l'intestin qui semble, par ses relations nerveuses, plus propre que toute autre à réagir sur l'axe cérébro-spinal, quand on songe encore à la grande vivacité de ces petits animaux.

Les ascarides, dit Laënnec, se meuvent avec une vivacité à laquelle ils doivent leur nom (ασχαριζειν sauter); ils traversent avec vitesse les matières fécales liquides. Posés sur un corps solide, ils sautent avec une force remarquable, et franchissent quelquefois un espace six ou huit fois plus long que leur corps. Exposés au froid, on les voit s'agiter, se redresser alternativement sur les deux extrémités, et mourir quelquefois dans cette position.

C'est cette sorte de contradiction entre les faits et la

théorie qui m'a engagé à faire connaître les trois observations suivantes, où l'influence sympathique des oxyures sur diverses fonctions me paraît évidente.

PREMIÈRE OBSERVATION.

Convulsions violentes. Assoupissement presque continuel, persistant jusqu'à l'expulsion totale d'un grand nombre d'oxyures.

L'enfant **D** ***, garçon de 4 ans, d'une force moyenne (peau animée, cheveux blonds), né d'un père phthisique, mais n'offrant lui-même aucun des caractères du tempérament lymphatique, habitait la campagne avec sa mère, pendant une grande partie de l'année, dans un lieu salubre, assez élevé. Plusieurs fois il a éprouvé des convulsions; habituellement, son sommeil est lourd, tenace, accompagné d'une respiration bruyante, se prolonge pendant 11 heures la nuit, ce qui ne l'empêche pas de dormir encore parfois une heure dans la journée. Hors le temps du sommeil, il est vif, alerte et très-disposé à jouer. Il a évacué plusieurs fois de grands vers lombrics; mais, bien plus souvent encore, de petits vers qui, au dire de sa mère, n'ont que quelques millimètres de longueur, et une épaisseur moindre que celle d'une épingle moyenne. Souvent, ces animaux ont déterminé une démangeaison fort incommode à l'anus.

Le 29 *mai* 1839, sans qu'aucun prodrome ait pu le faire prévoir, il est pris, à une heure du matin, de convulsions fortes qui durent un quart d'heure et se reproduisent trois fois jusqu'à quatre heures.

Arrivé à ce moment, je le trouve endormi, mais d'un sommeil lourd, comateux, dont je ne puis le tirer. Quand je l'excite, il se remue un peu, témoigne quelquefois une légère impatience; mais ne répond pas et se rendort aussitôt. Respiration haute et bruyante. Face un peu rouge; front chaud; battements énergiques aux carotides; pouls fréquent.

A 5 heures du matin, il se réveille, montre de la gaîté, s'amuse à voir courir un lapin dans la chambre. Son expression de physionomie et ses actes sont ceux d'un enfant bien portant. Un quart-d'heure après, il se rendort pendant quelques minutes, puis est pris de convulsions générales violentes. Les membres supérieurs et inférieurs se roidissent; les muscles du visage sont agités de secousses; les yeux roulent vivement dans les orbites. Tous ces mouvements ont lieu par secousses vives et brusques, séparées par des intervalles de quelques secondes. La face a une couleur violette foncée, surtout au moment des paroxysmes. L'attaque entière dure 20 minutes; puis l'assoupissement recommence.

Presc. 6 sangsues aux malléoles internes ; cataplasmes chauds aux pieds ; calomel, 30 centigrammes.

Les sangsues saignent bien; le calomel est pris le soir.

Tout le jour, l'assoupissement persiste, également profond, avec quelques intervalles, cependant, où l'enfant est bien réveillé et même assez gai. On remarque souvent des variations de couleur à la face; il rougit instantanément, quand il parle ou se livre à une action quelconque.

Le soir, de 9 à 10 heures, réveil bien marqué.

Le 30 mai, deuxième jour, au matin, réveil complet, au moment de ma visite. Gaîté; aucune plainte. Le purgatif a déterminé plusieurs selles et avec elles l'évacuation d'un très-grand nombre de petits vers, offrant les caractères suivants : longueur de 5 à 12 millimètres; corps fusiforme; tête obtuse, vésiculaire; queue terminée en pointe très-fine et transparente; à ces signes, il

est impossible de méconnaître l'oxyure ou ascaride vermiculaire.

Du 30 *mai au* 5 *juin*, l'enfant est assez bien, il dort
parfois un peu dans la journée, mais pas beaucoup plus
qu'à l'ordinaire. Cependant, il mange peu. Quelques lavements avec diverses infusions aromatiques ont été ad-
ministrés. Une nouvelle dose de calomel a été prise, le 31
mai, et a expulsé des *milliers de vers* (expression sans
doute hyperbolique de la mère.)

Le 5 *juin*, retour de quelques-uns des accidents.
Après une nuit de sommeil bien complète, il se rendort
à 8 heures du matin, et est assoupi presque continuelle-
ment jusqu'au soir.

Deux grosses sangsues aux jugulaires; écoulement
de sang assez abondant. Sommeil toute la nuit suivante.

Le 6, *au matin*, il se réveille et demande à manger ;
puis, une heure après, se rendort.

*Presc. Vésicatoires aux jambes ; calomel, 30 centi-
grammes, en trois prises ; régime léger.*

A 11 heures, réveil ; administration du purgatif.
Une selle verte, bilieuse, contenant une vingtaine d'oxyures ; moins de sommeil ce jour que le précédent.

Du 6 *au* 9 *juin*, il continue d'être assoupi plusieurs
heures chaque jour ; mais les temps de réveil sont plus
longs.

Le 9, il prend encore 40 centigrammes de calomel,
qui procurent deux selles et l'expulsion de 5 à 6 petits
vers seulement.

Le 10 *et le* 11, l'assoupissement ne dure plus qu'une
ou deux heures chaque jour. Le pouls, qui avait été généralement entre 115 et 120 pulsations dans le courant
de la maladie, est à 100; le front est moins chaud; la gaîté
est complétement revenue. Depuis lors, plus de nouveaux
accidents; point de vers dans les selles.

Régime animal léger, toniques pour soutenir la gué-
rison.

Cette observation me semble importante, parce que l'influence des vers s'y montre bien dégagée de toute action étrangère. Si l'invasion brusque de la maladie avec ses symptômes les plus graves, si l'extrême mobilité des symptômes n'avaient pas suffi dès les premières heures pour écarter l'idée d'une méningo-encéphalite aiguë, vu les mille formes sous lesquelles cette grave inflammation peut en effet débuter et se développer, la cessation presque complète des accidents après une évacuation considérable d'oxyures, leur retour partiel et leur continuation tant qu'il est resté encore un grand nombre de vers, leur disparition définitive au moment où les selles commencèrent à ne plus en contenir, ces circonstances, dis-je, ne permettaient plus le moindre doute. De toute évidence, il n'y avait pas, et il n'y avait pas eu affection idiopathique de l'encéphale ; il y avait simple irradiation sympathique, et celle-ci partait bien du rectum stimulé par la présence des vers. Il n'existait, en effet, aucune maladie des autres organes, soit thoraciques, soit abdominaux.

Notons, comme pouvant servir au diagnostic, l'invasion brusque des symptômes avec leur summum d'intensité, leur mobilité très-grande, qui existe, il est vrai, dans les affections idiopathiques de l'encéphale chez les enfants, mais à un moindre degré ; rappelons-nous, en effet, que quelques instants après des convulsions effrayantes, notre petit malade prenait un intérêt assez grand à ce qui l'entourait, et paraissait véritablement en santé. Notons l'absence des cris hydrencéphaliques et de cette agitation qui est si douloureuse à voir dans les intervalles que laisse le coma des méningites cérébrales.

2.ᵉ OBSERVATION.

Oxyures. Convulsions la nuit. Quintes de toux.

B., garçon de 4 ans, appartenant à des parents peu

aisés , est d'une constitution forte et d'une santé généralement bonne. Son teint a d'ordinaire une bonne coloration ; il est vif , turbulent, irritable.

Au mois de mars 1840, cet enfant fut indisposé ; il pâlit, montra moins d'appétence pour les aliments et rendit en une seule selle une cinquantaine de petits vers qui , au dire de sa mère , étaient gros comme une petite épingle et avaient une longueur de 4 à 10 millimètres; il n'eut point alors de convulsions.

Mais du 10 au 27 septembre , même année , et à peu près tous les jours , il rendit encore un grand nombre de ces petits animaux , et , de plus , fut assez sérieusement indisposé. Chaque soir , en effet, il eut un accès de convulsions, pendant lequel il perdait connaissance, tordait ses bras et ses mains , tournait les yeux et grimaçait de tous les traits de son visage; le reste de la nuit, il dormait d'un sommeil agité. Il fut pris , en outre, dans le même temps, d'une toux sèche , par quintes fort fatigantes , n'ayant pas, d'après la description que m'en donna sa mère, tous les caractères de la toux de coqueluche.

Je fus consulté le 27 septembre 1840 , dix-sept jours après le début des symptômes cérébraux. Le petit malade était pâle, un peu jaune ; ses pupilles étaient larges, peu sensibles à la lumière ; l'haleine douceâtre. Retour , chaque soir, des symptômes ci-dessus énumérés. Point de fièvre , point de vomissements , aucun symptôme abdominal.

Je prescrivis, pour le 28 :

Calomel, 30 centigrammes en trois doses ; régime animal; abstinence des fruits ; lavements avec une infusion d'absinthe froide.

Selles nombreuses à la suite du purgatif; évacuation d'une centaine de petits vers , offrant les caractères de l'oxyure.

Le soir , accès de convulsions aussi fort, ayant une demi-heure de durée. Le reste de la nuit, agitation comme à l'ordinaire.

Le 30 *, calomel, 30 centigrammes en deux doses, le matin.*

Deux selles vertes dans la matinée ; évacuation d'un petit nombre de vers. Dans la nuit du 30 septembre au 1.ᵉʳ octobre, pas de convulsions.

Le 1.ᵉʳ octobre. Manne en larmes, 30 grammes dans une tasse de lait.

Ce médicament détermina cinq selles assez copieuses et l'expulsion d'une cinquantaine de vers. Les convulsions manquèrent aussi la nuit suivante.

Le 2 octobre. Les pupilles étaient beaucoup moins larges, le teint meilleur, moins plombé, la toux continuait et avait pris le caractère propre à la coqueluche, comme je pus m'en convaincre. Je prescrivis une médication appropriée et cessai de voir l'enfant B.

Quelques jours après, la toux cessa, comme je l'appris dans la suite. Mais elle revint à deux reprises ; et, à chaque fois, la mère constata la coïncidence du retour des petits vers. Les convulsions ne se reproduisirent pas; à la seconde reprise de la toux, je fus appelé de nouveau. J'ordonnai successivement deux prises de calomel et l'application de la pommade mercurielle à l'ouverture anale. La toux se dissipa sous l'influence de ce traitement qui chassa un grand nombre d'oxyures. J'insistai vivement sur la nécessité d'un régime tonique pour empêcher les rechutes.

Ce fait pourrait donner lieu à peu près aux mêmes réflexions que le précédent. Nous pouvons noter ici, comme dans l'autre cas, l'absence complète, dans certains moments, de tout symptôme cérébral, de telle sorte que, sans la pâleur de la face, sans la dilatation des pupilles et l'odeur particulière de l'haleine, on aurait pu, en voyant cet enfant debout toute la journée, le croire dans l'état de santé. La disparition des accidents cérébraux a de même suivi de près l'expulsion des oxyures.

La toux convulsive fut-elle ici l'effet de la présence des vers ? Je n'oserais l'affirmer, bien que cela me paraisse vraisemblable. Si, d'une part, nous notons à deux reprises le retour de la toux coïncidant chaque fois avec une nouvelle génération de vers et sa disparition rapide sous l'influence du traitement ; d'un autre côté, le caractère qu'elle présente, la circonstance de quelques coqueluches observées en ville, dans le même temps et sous des influences tout autres, sont de nature à commander quelque réserve dans les conclusions.

3.e OBSERVATION.

Le jeune B. , bien que d'une forte constitution, a subi d'assez fréquentes indispositions dès ses premières années ; il a été affecté de plusieurs bronchites, d'une laryngite striduleuse, de plusieurs récidives de fièvre intermittente sous divers types ; mais il a été sujet par-dessus tout à des quintes de toux extrêmement violentes, se manifestant quelquefois sans cause connue, mais plus souvent après un exercice un peu fort, après des jeux où il s'était fortement animé, ou après des accès de colère, que sa grande irritabilité rendait très-fréquents ; la percussion et l'auscultation n'ont jamais rien dévoilé dans l'état du cœur et des poumons qui pût rendre compte de ces quintes de toux. Outre ces phénomènes, sa mère remarqua à plusieurs reprises, dans sa seconde enfance, qu'il se plaignait de démangeaison et de cuisson à l'anus.

A l'âge de dix ans, en 1836, cet enfant était au collége, où il faisait preuve d'une aptitude remarquable au travail, quand il fut pris, une nuit, d'envies de vomir et d'étourdissements. Un instant après, il perdit connaissance ; son corps fut agité de mouvements convulsifs ;

un peu de salive écumeuse s'écoula de sa bouche ; ces accidents durèrent quelques minutes. Le lendemain , il n'existait plus qu'un sentiment de fatigue générale et une pesanteur de tête qui, du reste, se dissipèrent bientôt.

Aux vacances suivantes, mêmes accidents pendant un séjour chez ses parents. La forme des convulsions fut telle, que tout d'abord elle fit craindre à son père l'existence de l'épilepsie plutôt que celle d'une maladie cérébrale aiguë pouvant menacer directement la vie de son fils. Ces symptômes cédèrent au bout de quelques minutes, comme la première fois. La mère m'apprit alors la circonstance que j'ai mentionnée plus haut, celle des démangeaisons à l'anus. Je l'engageai à observer les selles, et j'appris , quelques jours après , que l'enfant avait rendu huit à dix petits vers, qui, d'après la description de la mère, me semblèrent être évidemment des oxyures. Des lavements avec une solution légère de sulfure de potasse . puis avec une infusion d'absinthe , furent conseillés, ainsi que des pastilles de calomel. Néanmoins, le jeune B. ne rendit qu'un très-petit nombre de vers.

Au mois de mai 1837, nouveau retour des mêmes symptômes, également passagers et dus probablement à la même cause. J'étais alors malade et n'eus que des renseignements incomplets sur cette attaque , qui fut la dernière. Actuellement (1841) le sujet de cette observation est un garçon de 15 ans , jouissant d'une santé parfaite.

Ce dernier fait, moins convaincant peut-être que les deux autres, acquiert cependant quelque valeur , quand on l'en rapproche. Très-peu de vers ont été vus, il est vrai; mais le sujet sur lequel ces animaux agissaient, offrait une grande susceptibilité nerveuse; et il est peut-être plus raisonnable d'admettre qu'une cause , même minime (la présence d'un petit nombre d'oxyures) a excité à un point extrême cette impressionnabilité naturelle jusqu'à la production de convulsions épileptiformes, que de croire au développement spontané d'accidents aussi graves , et il faut admettre nécessairement l'un ou l'autre ; car l'hypothèse d'une lésion notable des centres nerveux est incompatible avec le prompt retour à la santé, qui a caractérisé chacune des trois attaques. Reste donc une seule hypothèse probable, celle d'une irradiation sympathique ; et, vu l'absence de toute lésion, même de toute irritation organique à l'époque des accidents, je suis porté à placer le point de départ de cette irradiation sympathique dans le rectum stimulé par quelques ascarides vermiculaires.

Dans ce fait, nous trouvons, du reste, une partie des circonstances notées dans les autres observations. Le début instantané, le passage rapide d'un état fâcheux à un état de santé presque parfaite, passage qui est même ici plus instantané que dans les autres observations.

La même question qui s'était présentée à la suite de la seconde observation, doit être encore soulevée à l'occasion de celle-ci. Les quintes de toux observées si souvent chez le jeune B., furent-elles l'effet de la présence des oxyures ? Si les circonstances ne sont point encore de nature à lever le doute à cet égard, disons néanmoins que le rapprochement de ces deux faits leur donne une valeur que chacun d'eux n'aurait point, pris isolément. Cette influence des vers sur la toux se retrouve, du reste, dans des observations jouissant de toute l'authenticité désirable.

Un rapport a été fait à l'Académie Royale de Médecine, par M. Bousquet, sur un mémoire de M. Delarroque, ayant pour but d'établir que des symptômes pulmonaires fort graves peuvent être déterminés par les vers. Ce mémoire contient quatre observations : l'une appartient à une jeune fille de 12 ans, qui toussait et offrait quelques-uns des signes rationnels de la phthisie pulmonaire. Toute médication avait été infructueuse, quand, par suite d'une indigestion, elle évacua deux paquets de vers lombrics. Dès lors, tous les symptômes cessèrent. Les trois autres faits offrent une grande analogie avec le premier. Dans ces cas, il s'agit de l'ascaride lombricoïde. Je reviens aux faits concernant l'oxyure.

En résumé, des trois observations précédentes, on peut, à mon avis, tirer les conclusions suivantes :

1.º La présence des oxyures vermiculaires dans le rectum, et particulièrement, sans doute, dans sa partie inférieure, très-pourvue de nerfs de la vie animale, indépendamment des phénomènes locaux (prurit, chaleur, douleurs, suintement muqueux...., etc.), donne certainement lieu, dans quelques circonstances, assez rares il est vrai, à des irradiations sympathiques très-notables ;

2.º Celles-ci ont lieu surtout, et peut-être uniquement, chez des sujets dont le système nerveux est très-impressionnable ;

3.º Elles paraissent se développer plus souvent dans l'enfance qu'à tout autre âge de la vie ;

4.º Ces irradiations ont ordinairement pour objet l'axe cérébro-spinal, et se manifestent par des convulsions revêtant souvent la forme des attaques d'épilepsie, quelquefois par une propension au sommeil, qui est lourd, profond, bruyant.

5.º Quoique, dans certains cas, les vers aient déjà manifesté leur présence par quelques symptômes cérébraux légers, les symptômes graves paraissent néanmoins instantanément, d'une manière tout-à-fait imprévue, et acquièrent de suite leur summum d'intensité.

6.º A ces accidents succède aussi brusquement un calme qui ne s'observe point dans les affections cérébrales idiopathiques, qui n'est point troublé par le cri hydrencéphalique, par cette agitation, ces mouvements latéraux de la tête, cette expression de souffrance et d'impatience, qui alternent d'ordinaire avec le coma chez les enfants affectés de méningite. Il existe parfois de la somnolence; il peut être même assez difficile de la faire cesser par des excitations extérieures ; mais quand, spontanément, ou artificiellement, le réveil a eu lieu, il est complet, et alors l'enfant n'offre plus de symptômes cérébraux; l'interruption des phénomènes graves se montre sans doute dans l'hydrocéphale aiguë, et notamment dans la méningite tuberculeuse, c'est même un de ses caractères ; mais je la crois beaucoup moins prononcée , et elle n'a plus guère lieu à une époque avancée de la maladie ;

7.º Les variations de couleur du visage ne sont point caractéristiques, puisqu'elles existent dans la méningite ; mais je crois que, dans le cas qui fait le sujet de ce travail, ces variations sont plus fréquentes et plus instantanées ;

8.º Une toux sèche, par quintes fatigantes , revêtant quelquefois la forme de la coqueluche, peut-elle reconnaître pour cause la présence des oxyures dans le rectum ? Les faits que j'ai cités et d'autres contenus dans les auteurs, me paraissent soutenir cette opinion, mais ne sont pas suffisants peut-être pour motiver une conclusion définitive à cet égard.

NANTES , IMPRIMERIE DE CAMILLE MELLINET. — 32,963.

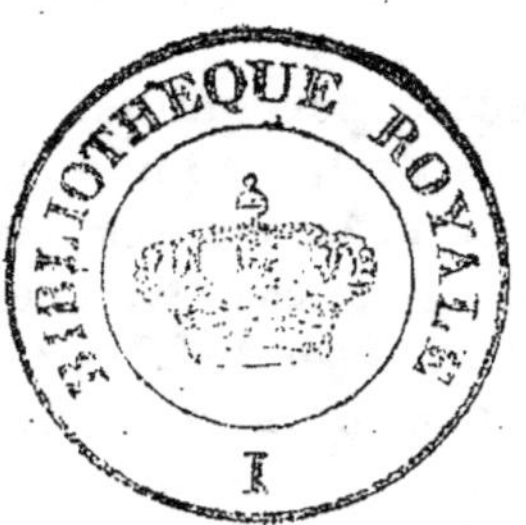